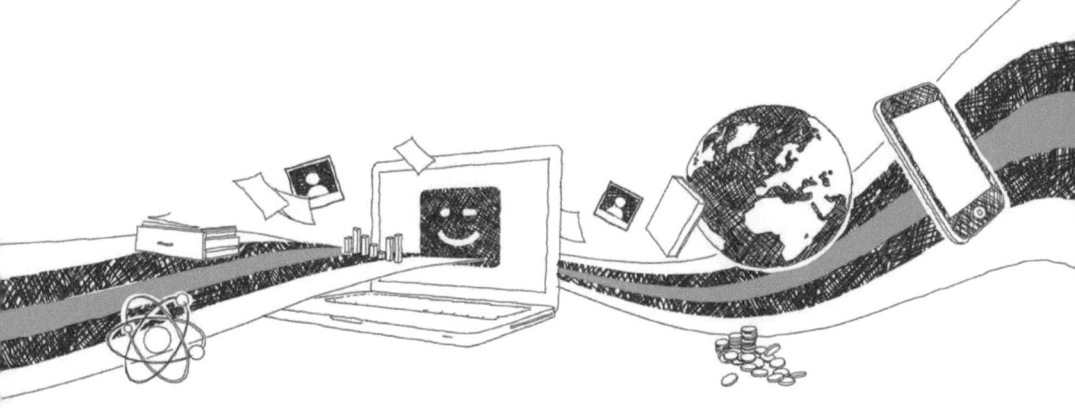
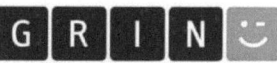

Bibliografische Information der Deutschen Nationalbibliothek:

Die Deutsche Bibliothek verzeichnet diese Publikation in der Deutschen National-bibliografie; detaillierte bibliografische Daten sind im Internet über http://dnb.d-nb.de/ abrufbar.

Impressum:

Copyright © 2015 GRIN Verlag
Druck und Bindung: Books on Demand GmbH, Norderstedt Germany
ISBN: 9783668102736

Nicole Tervooren

Demenz aus medizinischer und psychosozialer Perspektive

Professioneller Umgang mit dementen Menschen in der Pflege

GRIN Verlag

GRIN - Your knowledge has value

Der GRIN Verlag publiziert seit 1998 wissenschaftliche Arbeiten von Studenten, Hochschullehrern und anderen Akademikern als eBook und gedrucktes Buch. Die Verlagswebsite www.grin.com ist die ideale Plattform zur Veröffentlichung von Hausarbeiten, Abschlussarbeiten, wissenschaftlichen Aufsätzen, Dissertationen und Fachbüchern.

Besuchen Sie uns im Internet:

http://www.grin.com/

http://www.facebook.com/grincom

http://www.twitter.com/grin_com

Hochschule Neubrandenburg

Fachbereich Gesundheit, Pflege, Management

Studiengang Gesundheitswissenschaften

Schriftliche Ausarbeitung des Referates

DIE MEDIZINISCHE UND PSYCHOZOZIALE SICHT AUF DIE DEMENZ UND DER PROFESSIONELLE UMGANG MIT DEMEN-TEN MENSCHEN IN DER PFLEGE

Vorgelegt von: Nicole Tervooren

Tag der Einreichung: 02.12.2015

Inhaltverzeichnis

Abbildungsverzeichnis

Abkürzungsverzeichnis

ICD 10	International Statistical Classification of Diseases and Related Health Problems
DCM	Dementia Care Mapping (Ist ein Beobachtungsinstrument zur Reflexion von pflegerischer Interaktion)
WHO	Weltgesundheitsorganisation

1 Hinführung zum Thema

Je älter ein Mensch wird, desto höher ist sein Risiko, an einer Demenz zu erkranken. Vor dem Hintergrund des demografischen Wandels und der damit verbundenen Bevölkerungsalterung lohnt es sich, die Zahl der Demenzfälle und die Auswirkungen einer Demenz auf die kognitiven Fähigkeiten des Menschen genauer zu betrachten (vgl. Schäfer/Rüther 2004, S. 12; Sütterlin et al. 2011, S. 14). Für die Pflegenden ist der Umgang mit dementen Menschen eine hohe Herausforderung. Während des Krankheitsprozesses gehen die kognitiven Fähigkeiten immer mehr verloren (vgl. Bartsch 2015, S. 49-50). Die Demenz ist eine neurodegenerative Erkrankung des Gehirns, die dafür sorgt, dass die Alltagskompetenz allmählich nachlässt. Im Zuge dessen werden die Patientinnen und Patienten immer abhängiger von anderen Menschen. Häufig ist dies der Grund für einen Umzug in eine Pflegeeinrichtung. Neben der Tatsache, dass die Kosten für einen dementen Menschen sehr hoch sind und das Gesundheitssystem belasten, werden im Pflegealltag hohe Anforderungen an die Pflegenden gestellt. Von ihnen wird verlangt, sich an die Bedürfnisse und an die Situation eines Menschen mit Demenz anzupassen. Bei der Vielzahl der Demenzfälle in den Pflegeheimen ist das eine große Herausforderung, weil jeder Krankheitsfall anders verlaufen kann. Das Wohl eines Menschen mit Demenz hängt zum großen Teil davon ab, wie gut sich die Pflegerinnen und Pfleger mit dem oft ungewöhnlichen und manchmal auch aggressiven Verhalten arrangieren können. (vgl. Schloffer et al. S. 4)

Dadurch, dass die Menschen immer älter werden und es unter den Demenzkranken weitaus weniger Sterbefälle als Neuerkrankungen gibt, wird der Bevölkerungsanteil der dementiell Erkrankten zunehmen (vgl. Bickel 2014, S. 1). Der World Alzheimer Report 2015 berichtet über eine Steigerung der weltweiten Demenz-Krankheitsfälle in den Jahren 2015, 2030 und 2050. Nach den aktuellen Schätzungen der Forscher wird es im Jahr 2015 rund 9,9 Millionen neue Demenzfälle geben. Somit werden im Jahr 2015 weltweit 46,8 Millionen Demenzkranke verzeichnet. Daraus geht hervor, dass gegenwärtig alle 3,2 Sekunden ein Mensch an einer Demenz erkrankt. Im Jahr 2030 wird es etwa 74,7 Millionen Fälle geben und im Jahr 2050 steigt die Zahl auf rund 131,5 Millionen Demenzfälle an. Mit anderen Worten: Die Anzahl der Demenzfälle verdoppelt sich fast alle 20 Jahre. (vgl. Prince 2015, S. 4, S. 68)

In der Bundesrepublik Deutschland leben nach dem Wissensstand der Deutschen Alzheimer Gesellschaft derzeit 1,5 Millionen Demenzkranke. Die Deutsche Alzheimer Gesellschaft bezieht sich hier auf die Daten der Dachorganisation Alzheimer Europe (Luxemburg). Zwei Drittel der Demenzkranken sind von der häufigsten Demenzart, der Alzheimer-Demenz betroffen. Die Inzidenz der Demenz, also die Zahl der Neuerkrankungen in Deutschland beträgt über 300.000 Fälle pro Jahr (vgl. Bickel 2014, S. 1).

Demenzkranke bedürfen einen zunehmenden Pflege- und Betreuungsbedarf. Pflegende müssen während des Krankheitsverlaufs immer mehr Aufgaben für einen demenzkranken Menschen übernehmen. Zum Beispiel werden alltägliche Verrichtungen, wie die Nahrungsaufnahme oder die Flüssigkeitszufuhr, einfach vergessen. Die Kontrolle über den eigenen Körper lässt allmählich nach und die Kommunikation wird schwierig. Die Pflegehandlungen am dementen Menschen verlangen ein sehr hohes Maß an Geduld und Einfühlungsvermögen. (vgl. Schäfer/Rüther 2004, S. 26-27; vgl. Kern 2015, WEB) Wie es gelingen kann, mit dementen Menschen verständnisvoll und professionell umzugehen und ein gutes Miteinander zwischen den Erkrankten und den Pflegenden zu etablieren, wird in dieser Arbeit aufgezeigt.

Aus Gründen der besseren Lesbarkeit kommt es vor, dass von einer geschlechterspezifischen Sprache abgewichen wird. Dies ist aber kein Ausdruck für eine Diskriminierung des jeweils anderen Geschlechts.

1.1 Ziel der Arbeit

Das Ziel der hier vorliegenden Arbeit ist es, die Diagnose Demenz sowohl aus der medizinischen als auch aus der psychosozialen Perspektive vorzustellen. Basierend auf fundierten wissenschaftlichen Theorien und Erkenntnissen wird herausgestellt, wie insbesondere in Pflegeeinrichtungen, ein professioneller Umgang mit dementen Menschen erfolgen kann. Darüber hinaus wird aufgezeigt, wie eine höhere gesellschaftliche Akzeptanz für demente Menschen geschaffen werden kann. Aufgrund der vielen Demenzfälle, mit steigender Tendenz, werden hier Wege zur Erreichung dieser Ziele theoretisch dargelegt.

1.2 Abgrenzung und Aufbau der Arbeit

Es gibt viele Menschen mit einer dementiellen Erkrankung. Eine Demenz kann in unterschiedlichen Formen auftreten und nicht immer einer bestimmten Demenzform zugeordnet werden. Oft liegen auch Mischformen vor. Die Medizin unterscheidet grundsätzlich in primäre und sekundäre Demenzformen. Beide werden in dieser Arbeit erläutert, aber hauptsächlich konzentriert sich der Inhalt dieser Arbeit auf die Alzheimer-Demenz und den Umgang mit den betroffenen Menschen. Der Begriff „Betroffene" bezeichnet die Menschen, bei denen eine Demenz diagnostiziert worden ist. In Bezug auf den Umgang mit diesen Betroffenen, geht es nicht darum, die Pflege eines Demenzkranken im eigenen Zuhause zu verbessern. Es geht vielmehr darum, wie Pflegende in Pflegeeinrichtungen durch den Aufbau von guten Beziehungen zwischen sich selbst und den Betroffenen ihre Arbeit professionalisieren können. Es geht darum, die Persönlichkeit eines dementen Menschen zu begreifen und ganzheitlich wahrzunehmen. Gegenüber der medizinischen Perspektive, bei der es um das Phänomen Demenz an sich und die biochemischen Vorgänge im Körper geht, betrachtet die psychosoziale Perspektive den dementen Menschen mit Körper, Geist und Seele.

Nach dem einleitenden ersten Kapitel wird im zweiten Kapitel über das medizinische Verständnis der neurodegenerativen Erkrankung Demenz berichtet, insbesondere aber über die Alzheimer-Demenz. In diesem Kapitel wird dargestellt, welche Verlaufsformen die Alzheimer-Demenz nimmt und auf welchem Wissensstand sich die Therapie, Ursachen und Prävention befinden. Im Kapitel drei wird über den professionellen Umgang mit dementen Menschen in Pflegeeinrichtungen berichtet. Bezugnehmend darauf, werden die Person-zentrierte Pflege von Kitwood, das Identitätskonzept von Mead und das Projekt „Musik for Life" vorgestellt. Ebenfalls wird beleuchtet, welche Bedeutung die Identitätskonzeption für die Pflege hat. Das Kapitel vier beinhaltet eine Zusammenfassung und eine kritische Stellungnahme. Abschließend erfolgt im Kapitel fünf ein allgemeiner Ausblick.

2 Demenz aus medizinischer Perspektive

Anders als bei den psychosozialen Theorien über die Demenz und den richtigen Umgang mit den dementen Menschen, blicken die Mediziner auf die Diagnose Demenz und die biochemischen Vorgänge im Organismus eines Demenzkranken. Sie stellen die hirnorganischen Abbauprozesse und die dadurch bedingten Funktions-, Persönlichkeits- und Identitätsverluste in den Fokus der Aufmerksamkeit. In der Medizin herrschen ein lineares Denken und der Versuch, den Krankheitsprozess zu erklären und zu therapieren. (vgl. Sträßer/Cofone 2000, S. 1) Der Schwerpunkt der Forschung liegt mehr auf der Entwicklung wirksamer Medikamente und weniger auf dem professionellen Umgang mit den Betroffenen. Nachfolgend wird auf die medizinische Perspektive der Demenz genauer eingegangen.

2.1 Begriff „Demenz"

Die Bezeichnung „Demenz" ist ein Überbegriff für Krankheitsbilder, die einen Verlust der kognitiven Fähigkeiten verursachen. In der Medizin wird der Begriff „Demenz" als ein Syndrom verstanden, das in den meisten Fällen durch eine chronische oder fortschreitende Krankheit des Gehirns ausgelöst wird. Während eines Krankheitsverlaufs entwickeln sich bei den Betroffenen Beeinträchtigungen der kognitiven Hirnfunktionen. Dadurch treten Störungen des Gedächtnisses, Denkens, Orientierens, der Auffassung, des Rechnens und der allmähliche Verlust von Lernfähigkeit, Sprach- und Urteilsvermögen auf. Das Bewusstsein bleibt noch lange bestehen, während die Alltagskompetenz immer weiter abnimmt. Um von einer Demenz zu sprechen, müssen die Beschwerden mindestens sechs Monate anhalten. Mit der Fortschreitung einer dementiellen Erkrankung sind regelrecht Persönlichkeitsveränderungen und Veränderungen des zwischenmenschlichen Verhaltens beobachtbar. Häufig kommt es auch zu emotionalen Kontrollverlusten und Motivationsveränderungen. In seltenen Fällen treten diese bereits vor der Feststellung einer Demenz auf. (vgl. DIMDI 2015, WEB; vgl. Schäfer/Rüther 2004, S. 12; vgl. S3–Leitlinie „Demenzen" Kurzversion 2009, S. 2). Aus medizinischer Sicht steht der Begriff „Demenz" für ein Muster von Symptomen (Syndrom), die Folge einer Hirnerkrankung sind, und nicht für eine bestimmte Krankheit selbst. Die ursprüngliche Übersetzung von „Demenz" aus dem Lateinischen „ohne Geist", oder auch „Verlust der geistigen Fähigkeiten" (vgl. Bundesministerium für Gesundheit 2014, S. 7) erscheint unzureichend, weil sie die dementielle Symptomatik außer Acht lässt, denn die einfache Übersetzung „Verlust der geistigen Fähigkeiten" lässt nicht direkt darauf schließen, dass das Gehirn von einer Krankheit betroffen ist.

Die Demenz-Symptomatik kann in unterschiedlichen Krankheitsbildern auftreten und unterschiedliche Ursachen haben. In der von der Weltgesundheitsorganisation (WHO) herausgegebenen amtlichen Internationalen Diagnoseklassifikation ICD 10 (International Statistical Classification of Diseases and Related Health Problems) sind die entsprechenden Diagnosetypen der Demenz in Kapitel V „Psychische Verhaltensstörungen (F00 – F99)" unter der Überschrift „Organische, einschließlich symptomatischer psychischer Störungen (F00-F09)" aufgeschlüsselt. (vgl. DIMDI 2015, WEB)

Es kommt vor, dass sich Merkmale bestimmter Demenzformen ähneln, obwohl diese durch völlig verschiedene Stoffwechsel- oder Nervenzellerkrankungen verursacht werden (vgl. Landesinitiative Demenz-Service Nodrhein-Westfalen 2015, WEB). Obwohl die Demenz-Symptomatik nur unwesentlich von der jeweiligen Demenzform abhängt, fällt auf, dass einige Formen den Verfall der kognitiven Fähigkeiten schneller bewirken als andere (vgl. Berlin-Institut für Bevölkerung und Entwicklung 2011, S. 10). Vielfach treten auch Mischformen auf, die eine genaue Zuordnung zu einer bestimmten Demenzform erschweren oder unmöglich machen (vgl. Landesinitiative Demenz-Service Nodrhein-Westfalen 2015, WEB). Exakte Zahlen über die Häufigkeit und prozentualen Anteile der einzelnen Demenzformen liegen nicht vor und Schätzungen schwanken je nach Literaturquelle. Darüber hinaus fehlt es diesen Schätzungen an Aktualität.

2.2 Primäre und sekundäre Demenzformen

Die Demenzerkrankungen werden grundsätzlich in primäre und sekundäre Formen unterschieden (vgl. DIMDI 2015, WEB). Beide dieser Formen werden hier kurz vorgestellt. Zur Vermittlung eines groben Verständnisses über die Differenzierung von Demenzen wird beispielhaft die klinische Einordnung repräsentiert. Die im Folgenden genannten Demenzformen sind unter anderen auch in der S3-Leitlinie Demenzen aus dem Jahr 2009 enthalten.

2.2.1 Primäre Demenzen

90 Prozent aller Demenzfälle gehören zu den primären Demenzformen. Hierunter fallen die Demenzen, bei denen der Krankheitsprozess direkt im Gehirn ausgelöst wird. Nach dem heutigen Wissensstand sind diese Demenzformen irreversibel, das heißt unheilbar. Die häufigste Demenzform ist die Alzheimer-Demenz. Diese tritt nach der Aussage der DAIzG (Deutsche Alzheimer Gesellschaft) in 60 - 65 Prozent der Demenzfälle auf. Andere häufige Demenzarten sind Erkrankungen der Blutgefäße im Gehirn, die sogenannten vaskulären Demenzen. Bei einer vaskulären Demenz kommt es

5

zu einer Durchblutungsstörung im Gehirn mit der Folge des Absterbens von Nervenzellen. Hiervon sind 20 – 30 Prozent der Patientinnen und Patienten betroffen, bei denen eine Demenz diagnostiziert worden ist. Bei 15 Prozent liegt eine Mischform aus verschiedenen Demenformen vor, häufig eine Kombination aus der Alzheimer-Krankheit und einer vaskulären Demenz. (vgl. DAlzG 2015, WEB)

In vielen Fällen tritt die Form der Lewy-Körper-Demenz auf, die rund 20 Prozent der Demenzfälle ausmacht. Sie zeichnet sich durch Schwankungen der kognitiven Leistungsfähigkeit, optische Halluzinationen und leichte Parkinsonsymptome (unwillkürliches Zittern der Hände) aus (vgl. DAlzG 2015, WEB).

Als eine schwer diagnostizierbare Demenzform hat sich die Frontotemporale Demenz herausgestellt. Bei diesem Demenz-Typen findet ein Zerfall von Nervenzellen zunächst im Stirn- und Schläfenbereich statt. Vor allem leiden die Angehörigen unter dem Krankheitsbild eines Betroffenen. Die Erkrankung verursacht oft starke Wesensveränderungen, meist schon lange bevor das Gedächtnis beeinträchtigt wird. Die Frontotemporale Demenz beginnt in der Regel im mittleren Lebensalter und wird auf Grund ihrer schweren Diagnostizierbarkeit oft fehldiagnostiziert. Angenommen werden zum Beispiel depressive Ursachen. In Deutschland sind derzeit rund 33.000 Menschen von diesem Demenz-Typ betroffen. (vgl. DAlzG 2015, WEB)

2.2.2 Sekundäre Demenzen

In der Kategorie der sekundären Demenz befinden sich 10 Prozent aller Demenzfälle. Eine sekundäre Demenz ist eine Demenz, die durch andere Grunderkrankungen verursacht wird, welche meist außerhalb des Gehirns vorliegen. Das können Stoffwechselerkrankungen, Vergiftungserscheinungen durch Medikamenten- oder Alkoholmissbrauch, Vitaminmangel oder Depressionen sein. Aber auch ein Hirntumor, ein Hirngeschwulst oder eine Abflussstörung von Hirnrückenmarksflüssigkeit können die Symptome einer Demenz auslösen. Diese Grunderkrankungen sind zum Teil behandelbar. Durch eine erfolgreiche Behandlung kommt es in manchen Fällen zu einer Rückbildung der dementiellen Symptomatik. Bekannte sekundäre Demenzformen sind das Korsakow-Syndrom und der Morbus Parkinson. (vgl. Bundesministerium für Gesundheit 2008, S. 7; vgl. DAlzG 2015, WEB) Das Korsakow-Syndrom ist oft die Folge eines langjährigen übermäßigen Alkoholkonsums. Anzeichen sind, dass das Speichern von neuen Informationen im Zeitverlauf immer schwieriger wird. Eine große Anzahl der Betroffenen neigt dazu, die Gedächtnislücken durch Fantasiegeschichten zu füllen.

Dies passiert unbewusst und ist Ausdruck einer schweren Gehirnschädigung, insbesondere der Hirnregionen, die für die Emotionen und die Gedächtnisbildung zuständig sind. (vgl. Pantel 2015, WEB). Bei der Demenzform Morbus Parkinson leiden die Patientinnen und Patienten in den ersten Stadien eher selten an geistigen Einschränkungen. Sie erscheinen jedoch aufgrund ihrer motorischen Veränderungen und Verlangsamung mitunter geistesabwesend, obschon ihre geistigen Fähigkeiten vorhanden sind. In späteren Stadien kann sich bei etwa einem Drittel der Betroffenen eine Demenz bilden. (vgl. Pantel 2015, WEB).

2.3 Die Alzheimer-Demenz

Die Alzheimer-Demenz ist die zuerst erkannte und häufigste Demenzform, von der 60 – 65 Prozent aller dementen Menschen betroffen sind. Diese Erkrankung ist nach dem Münchner Psychiater und Neurochirurgen Alois Alzheimer (*1864 – 1915 ✝) benannt. Er war derjenige, der die alzheimersche Erkrankung zum ersten Mal an seiner Patientin Auguste Deter (*1850 – 1906 ✝) beschrieben hat. Die Patientin war durchweg verwirrt, orientierungslos und behauptete von sich selbst, sich verloren zu haben. (vgl. DAlzG 2015, WEB (Stand 2015))

Bei der histologischen Untersuchung des Gehirns der verstorbenen Auguste D., entdeckte Alzheimer flächenförmig zu Grunde gegangene Nervenzellen und eine Verdünnung der Hirnrinde. Außerhalb der Nervenzellen fand er eigenartige Eiweißablagerungen (ß-Amyloid-Ablagerungen), die sogenannten ‚Plaques'. Zudem hat Alzheimer durch eine neue Färbemethode Veränderungen innerhalb der Zellen nachgewiesen. (vgl. DAlzG 2015, WEB) Dabei handelt es sich um die Neurofibrillenbündel, die sogenannten ‚Knäuel'. Diese ‚Knäuel' bestehen aus Tau-Proteinen. Diese körpereigenen Eiweiße sind normale Bestandteile des Zellskeletts. Sie sind bei der Alzheimer-Demenz mit übermäßigen Phosphatgruppen beladen, welche in den Zellen für Störungen von Stabilisierungs- und Transportprozessen sorgen und schließlich die Zellen zerstören. (vgl. Arendt 1999, S. 1; vgl. Krämer 1993, S. 44-45) In der folgenden Abbildung 1 sind die pathologischen Amyloid-Ablagerungen (‚Plaques'), die außerhalb der Zellen liegen, und die Tau-Proteine (‚Knäuel', auch als ‚Neurofibrillary-Tangles' bezeichnet), welche innerhalb der Zellen liegen, vereinfacht abgebildet. Ebenfalls wird in grüner Farbe die Verhinderung der Informationsweiterleitung zwischen den Zellen dargestellt.

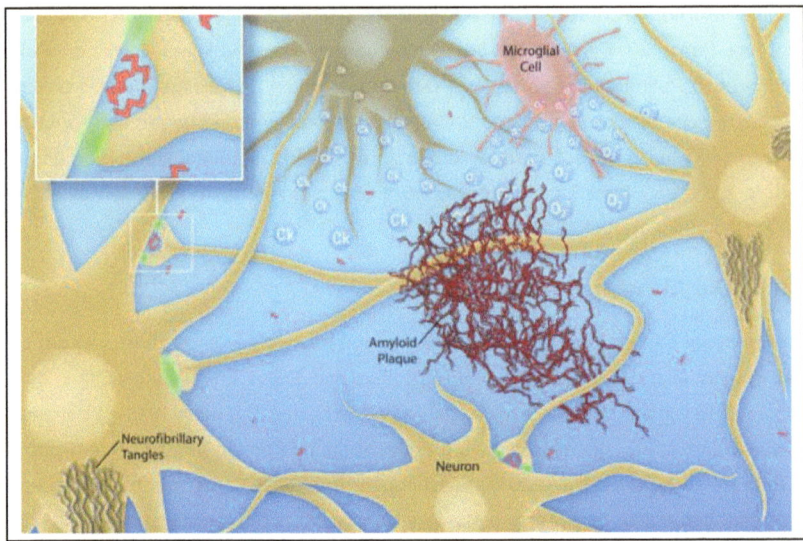

Quelle: DarkGovernment 2015, (http://www.darkgovernment.com/news/promising-cure-for-alzheimers/)

Das Absterben von Nervenzellen führt auf Dauer zu einer Hirnatrophie, das heißt zu einer Schrumpfung des Gehirns aufgrund der Abnahme von Hirnsubstanz. Dadurch reduzieren sich die Botenstoffe, die für die Informationsübermittlung zwischen den Nervenzellen zuständig sind und das Erinnern, Lernen, Denken und Orientieren er-möglichen. Darüber hinaus verhindern die Plaques den Informationsaustausch zwischen den Nervenzellen, der für die Leistungsfähigkeit des Gehirns eine wichtige Voraussetzung ist. Anschließend kommt es zu den typischen Demenz-Symptomen, die sich im Verhalten zeigen. (vgl. Krause, 2009, S. 11) In der folgenden Abbildung 2 sind ein gesundes und ein demenzkrankes Gehirn vereinfacht dargestellt.

Abbildung 2: Vergleich eines gesunden und eines demenzkranken Gehirns

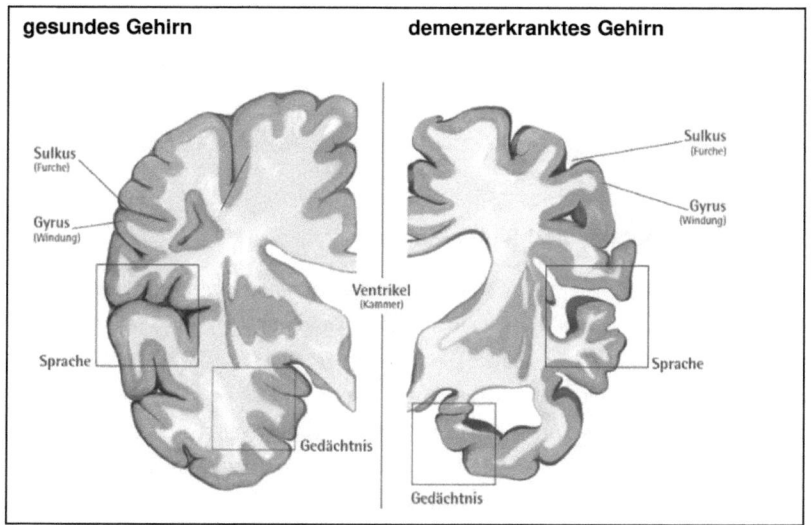

Quelle: Alzheimer Forschung Initiative e.V. 2015, (https://www.alzheimer-forschung.de/alzheimer-krankheit/illustrationen_gehirnmitalzheimer.htm)

Die Abbildung 2 zeigt einen Querschnitt durch das Gehirn in Frontalansicht. Im linken Querschnitt wird ein gesundes Gehirn gezeigt und im rechten ein Gehirn mit der Alzheimer-Demenz.

Bei der Alzheimer-Demenz bildet sich das Gewebe im Gehirn zurück. Die Rillen oder Furchen im Gehirn, die sogenannten Sulci, erweitern sich sichtlich. Weiterhin zeigt sich ein Rückgang der Gyri. Die Gyri sind die gut entwickelten Falten an der Hirnoberfläche. Ferner lässt sich auch eine deutliche Erweiterung der Ventrikel oder Kammern im Hirninneren erkennen. Zu Beginn der Alzheimer-Demenz leidet das Kurzzeitgedächtnis, weil die Nervenzellen im Hippocampus, einem Teil des limbischen Systems, degenerieren. In der Folge lässt die Fähigkeit zur selbstständigen Bewältigung des Alltags nach und im nächsten Schritt schreitet die Alzheimer-Demenz über die Hirnrinde (Außenhülle des Gehirns) weiter fort. Das führt zu einer Abnahme des Urteilsvermögens und kann emotionale Ausbrüche bewirken. Überdies verblasst auch das Sprachvermögen. Im Krankheitsverlauf sterben immer mehr Nervenzellen ab, wodurch sich unter anderem die Persönlichkeit und das Verhalten eines Betroffenen verändern. (vgl. Alzheimer Forschung Initiative e.V. 2015, WEB)

Eine Alzheimer-Demenz schreitet immer weiter voran und verläuft individuell in verschiedenen Phasen. Es werden drei Phasen unterschieden, in denen die kognitiven Fähigkeiten immer weiter abnehmen. Das liegt daran, dass sich die Erkrankung in immer mehr Hirnregionen ausbreitet. Es besteht die Annahme, dass die Veränderung im Gehirn schon 15 bis 30 Jahre vor der offensichtlichen Demenz-Symptomatik beginnt (vgl. Niklewski et al. 2006, S. 96). Die Phasen der Alzheimer-Demenz werden im Folgenden beschrieben.

2.4 Die Phasen der Alzheimer-Demenz

Das Wissen über die allgemeinen Phasen und die darin entstehenden Ausprägungen der Persönlichkeit und des Verhaltens von Betroffenen ist für die Angehörigen und Pflegenden von großer Relevanz. Die Kenntnisse über die Entstehung der oft sonderbaren Eigenarten eines Betroffenen tragen zu einem verständnisvolleren Umgang und zur besseren Bewältigung der Gesamtsituation bei (vgl. Bundesministerium für Gesundheit 2014, S. 3). In der Literatur werden ein Vorstadium und drei weitere Phasen der Alzheimer-Demenz unterschieden. Nachfolgend werden neben dem Vorstadium die drei manifesten Phasen, das Anfangsstadium, das mittlere Stadium und das Spätstadium beschrieben.

2.4.1 Das Vorstadium

So richtig auffällig wird eine Alzheimer-Demenz in den meisten Fällen erst nach dem 65. Lebensjahr, gegebenenfalls natürlich auch früher. Doch schon viele Jahre bevor sich deutliche Symptome zeigen, können leichte kognitive Schwierigkeiten ein Anzeichen für ein erhöhtes Krankheitsrisiko sein. Zum Beispiel können Schwierigkeiten bei der Speicherung von neuen Informationen oder beim planvollen Handeln auftreten. Solche Einschränkungen kompensieren die Betroffenen oft durch Gedächtnisstützen oder andere Strategien. Mögliche Hinweise sind auch Orientierungsprobleme in neuen Situationen und Wortfindungsschwierigkeiten. In diesem Vorstadium treten die Defizite meist nur im Rahmen von komplizierten und umfangreichen Aufgaben auf. Im Anschluss daran ziehen sich viele Betroffene zurück und vermeiden zukünftig Situationen, die ihre kognitiven Fähigkeiten sehr fordern. Das führt häufig zu einer emotionalen Verstimmung. (vgl. Schäfer/Rüther 2004, S. 24)

2.4.2 Das Frühstadium (Stadium A)

Die erste Phase der Alzheimer-Demenz wird als Frühstadium bezeichnet. In dieser Phase treten leichte Gedächtnislücken auf, weil das Kurzzeitgedächtnis in Mitleidenschaft gezogen wird. Das äußert sich durch eine zunehmende Vergesslichkeit. Mitgeteilte Informationen werden schnell wieder vergessen, gleiche Fragen werden häufiger gestellt und Gegenstände werden öfters verlegt. Die Betroffenen schaffen es meist nicht mehr, alle alltäglichen Verrichtungen zu bewältigen. Obwohl die eigenen Defizite wahrgenommen werden, ist es eine typische Reaktion, andere für eigene Missgeschicke verantwortlich zu machen und Schuldzuweisungen auszusprechen. (vgl. Schäfer/Rüther 2004, S. 24-25); vgl. Kern 2015, S. 1) Darüber hinaus treten Aufmerksamkeits- und Konzentrationsstörungen auf. Das Rechnen fällt schwerer, das Orientierungsvermögen lässt weiter nach und die Patientinnen und Patienten entwickeln Gefühle wie Scharm, Angst, Wut oder Niedergeschlagenheit. Sie sind oft müde, depressiv oder haben Schlafstörungen (vgl. Schäfer/Rüther 2004, S. 24-25). Teilweise werden auch aggressive Verhaltensweisen oder Wahnvorstellungen beobachtet. Die meisten Betroffenen isolieren sich mehr und mehr und sehen ihr eigenes Zuhause als den einzig sicheren Ort an. Die Deutsche Alzheimer Gesellschaft empfiehlt, mit der Erkrankung offen umzugehen und wichtige Dinge in der Phase des Frühstadiums zu regeln, solange der geistige Zustand dies noch zulässt. (vgl. Kern 2015, S. 1-2)

2.4.3 Das mittlere Stadium (Stadium B)

In der zweiten Phase, dem mittleren Stadium der Alzheimer-Demenz, verstärken sich die Symptome der ersten Phase. Die eigene Kompetenz der Alltagsbewältigung lässt deutlich nach. Verrichtungen wie das selbstständige Ankleiden, Einkaufen oder die Mahlzeiteinnahme werden zu einem immer größeren Problem. In dieser Phase sind die Betroffenen unweigerlich auf die Unterstützung anderer angewiesen. Eine ausgeprägte Vergesslichkeit ist präsent, sodass sogar Namen von vertrauten Personen nicht mehr erinnert werden. Die Orientierung und das Zeitgefühl gehen völlig verloren. Die Abgrenzung des Vergangenen vom Gegenwärtigen gelingt nicht mehr und es kann zu Halluzinationen kommen. Überdies lässt das Sprachvermögen stark nach. Weiterhin werden Gegenstände verkannt und nicht mehr richtig benannt. Aus der Sicht der Mitmenschen verhalten sich die Erkrankten äußerst verwirrt, persönlichkeitsverändert und werden als schwierig wahrgenommen. Zumeist sind die Betroffenen sehr unruhig, haben einen ausgeprägten Bewegungsdrang und leben zunehmend in ihrer eigenen Welt. Die Kontrolle über den Darm und die Blase nimmt ab. In diesem Krankheitsstadium werden noch eigene Gefühle und die Emotionen von anderen empfangen, können aber nicht mehr artikuliert werden. In der Regel reagieren demente Patientinnen und Patienten auf liebevolle Zuwendung positiv und auf unangenehme Gefühle negativ. (vgl. Schäfer/Rüther 2004, S. 25-26); vgl. Kern 2015, S. 2).

2.4.4 Das Spätstadium (Stadium C)

Die dritte Phase ist das Spätstadium, in dem ein dementer Mensch vollkommen auf Pflege und Betreuung angewiesen ist. Im Gehirn haben derartige Abbauprozesse stattgefunden, dass nur noch ein Bruchteil der kognitiven Fähigkeiten erhalten geblieben ist. Die Sprache ist kein Verständigungsinstrument mehr, weil sie sich auf wenige Worte reduziert. Es ist für eine Betroffene oder einen Betroffenen unmöglich geworden, eigene Wünsche und Bedürfnisse sprachlich auszudrücken. Aber auf Zuwendung wird weiterhin reagiert. Genau wie im zweiten Stadium lösen Wertschätzung und Anerkennung positive Gefühle aus und Ablehnung oder Aggressionen negative Emotionen. Bei der Körperpflege ist besonders einfühlsam vorzugehen und darauf zu achten, dass sich eine Betroffene oder ein Betroffener durch die Pflege- und Hygienehandlungen nicht bedroht fühlt und sie aus diesem Grunde abwehrt. Die Alzheimer-Demenz sorgt in diesem Stadium dafür, dass die körperlichen Einschränkungen zunehmen. Das Gehen ist, wenn überhaupt, nur noch in kleinsten Schritten möglich. Die Kontrolle über die Blase und den Darm fällt völlig aus und der Schluckreflex ist meist hochgradig beeinträchtigt. Es können Krampfanfälle auftreten und das Immunsystem wird sehr schwach. Die Gefahr einer Infektion steigt enorm an und das Dekubitusrisiko (Wundliegen) wächst. Die Lebenserwartung ist verkürzt. Die meisten Patientinnen und Patienten (etwa 80 Prozent) mit einer Alzheimer-Demenz sterben an einer Lungenentzündung. (vgl. Schäfer/Rüther 2004, S. 26-27; vgl. Kern 2015, S. 3)

2.5 Wissensstand über Therapie, Ursachen und Prävention

Bis heute gibt es noch keine Therapieform, welche die Alzheimer-Demenz heilen oder stoppen kann. Die Pharmaindustie stellt lediglich Medikamente bereit, deren Wirkung darin besteht, den Krankheitsverlauf zu verzögern. Die Erkrankungsursachen sind bis auf Weiteres noch ungeklärt. Es werden aber einige Vermutungen in Erwägung gezogen, die darauf hinweisen, dass mehrere Faktoren bei der Entstehung einer Alzheimer-Demenz zusammen wirken. Zum Beispiel gibt es Hinweise darauf, dass genetische und geschlechterspezifische Faktoren eine Rolle spielen. (vgl. Krämer 1993, S. 33). Eine positive Familienanamnese, wo direkte Verwandte wie die Eltern oder die Geschwister an einer Alzheimer-Demenz erkrankt sind, erhöht die Gefahr, selbst zu erkranken, um etwa das Dreifache. (vgl. Stoppe 2007, S. 17) Bei der Alzheimer-Demenz zeigt sich, dass mehr Frauen als Männer erkrankt sind. Falsch wäre es jedoch, diese Tatsache alleine darauf zurückzuführen, dass Frauen im Durchschnitt eine höhere Lebenserwartung haben als Männer. Eventuell können auch hormonelle Ursachen mitwirken. Es gibt Studien die zeigen, dass 25 Prozent aller Frauen mit einer Alzheimer-Demenz auch an einer Unterfunktion der Schilddrüse leiden. Andere Studien konnten dies allerdings nicht bestätigen. Desweiteren werden Autoimmunprozesse und Körpereigene- oder Umweltgifte als mögliche Ursachen erörtert. Ferner laufen Spekulationen darüber, dass eventuell Krankheitserreger oder virusähnliche Strukturen eine Alzheimer-Demenz auslösen. Ein Konsens ist bisher nur darüber getroffen, dass das zunehmende Alter einen hohen Risikofaktor für das Auftreten einer Alzheimer-Demenz darstellt. (vgl. Krämer 1993, S. 28-30, 33, 125) Die nachfolgende Abbildung 3 verdeutlicht dies und zeigt das relative Erkrankungsrisiko nach Alter und Geschlecht. Die Daten sind dem Statista-Dossier 2015 entnommen und stammen aus dem Erhebungszeitraum des Jahres 2006. Sie wurden von Seshadri et al. erhoben.

Abbildung 3: Relatives Risiko, an Alzheimer-Demenz zu erkranken nach Alter und Geschlecht von Seshadri et al. im Erhebungszeitraum 2006

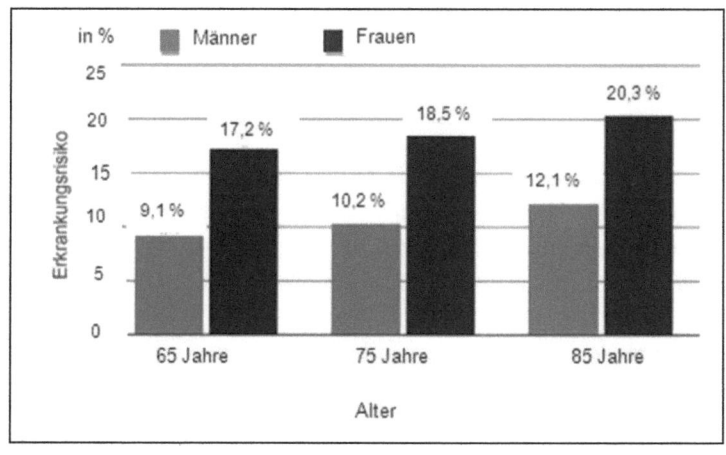

Quelle: Seshadri et al.: ID 267592 2006, in: Demenzerkrankungen-Statista-Dossier 2006, S. 11

Die Abbildung 3 lässt deutlich erkennen, dass das Risiko, an einer Alzheimer-Demenz zu erkranken, mit zunehmendem Alter bei Frauen und Männern steigt. Die durchschnittliche Wahrscheinlichkeit, dass eine 65-jährige Frau an einer Alzheimer-Demenz erkrankt, liegt bei 17,2 Prozent und die durchschnittliche Wahrscheinlichkeit, dass ein Mann im selben Alter an einer Alzheimer-Demenz erkrankt, beträgt 9,1 Prozent. Mit dem Älterwerden erhöht sich das Krankheitsrisiko für Frauen und für Männer weiter. Für 75-jährige Frauen besteht eine 18,5-prozentige durchschnittliche Wahrscheinlichkeit, an einer Alzheimer-Demenz zu erkranken, und bei gleichaltrigen Männern eine durchschnittliche Wahrscheinlichkeit von 10,2 Prozent. Zehn Jahre später, im Alter von 85 Jahren, liegt das durchschnittliche Erkrankungsrisiko von Frauen bei 20,3 Prozent und von Männern bei 12,1 Prozent.

Obwohl das relative Krankheitsrisiko erst ab dem 65. Lebensjahr rapide ansteigt (vgl. Krämer 1993, S. 28-30, 33, 125), gibt es Patientinnen und Patienten, bei denen der Beginn einer Alzheimer-Demenz schon früher eintritt. Diese Fälle werden als sogenannte Early-onset-Fälle bezeichnet. Der englische Ausdruck ‚early-onset' bedeutet in der Medizin den frühen Ausbruch einer Erkrankung in Bezug auf das Lebensalter. Der Zeitpunkt, ab dem von einem ‚early-onset' gesprochen wird, variiert von Krankheit zu Krankheit. Bei der Alzheimer-Demenz ist die Altersgrenze das 65. Lebensjahr. (vgl. Finckh 2006, S. 1010-1011) Alle anderen Fälle, die entweder mit oder nach dem 65. Lebensjahr diagnostiziert werden, gehören zur Gruppe der Late-onset-Fälle. Die Late-onset-Fälle sind im Allgemeinen Krankheitsfälle, die erst in einem späten Lebensalter eintreten. Das sind die meisten Alzheimer-Demenz-Fälle. (vgl. Finckh 2006, S. 1011).

Die Early-onset-Fälle bilden nur einen geringen Anteil von etwa 5 Prozent. Hier beginnt die Erkrankung meist zwischen dem 40. und 50. Lebensjahr. Extrem selten kommt es vor, dass Gendefekte in eine Alzheimer-Demenz übergehen. Diese Fälle werden in die Kategorie der familiär bedingten Demenzfällen eingeordnet (vgl. Finckh 2006, S. 1010; vgl. Johns Hopkins Medicine 2015, WEB). Genetische Faktoren sind auf den Genen 1,12,14,19 und 21 identifiziert worden (vgl. Reinhardt 2007, S. 17). Betroffene zeigen schon zwischen dem 30. und 40. oder dem 50. Lebensjahr Demenz-Symptome (vgl. Johns Hopkins Medicine 2015, WEB.).

Einen generellen Schutz vor einer Alzheimer-Demenz oder einer anderen Demenzart gibt es bis heute nicht. Aus gesundheitswissenschaftlichen Gesichtspunkten wird aber empfohlen, eine gesunde Lebensweise zu führen. Gerade bei Erkrankungen im höheren Lebensalter kommen die Folgen von Ernährung, individuellen Erfahrungen und anderen Risikofaktoren von etlichen Jahren zusammen, die teilweise interagieren. Wechselbeziehungen können zum Beispiel zwischen der Bildung, der Berufstätigkeit und der Ernährung bestehen. (vgl. Reinhardt 2007, S. 17) Die Deutsche Alzheimer Gesellschaft stellt als mögliche Schutzfaktoren körperliche Aktivität, geistigen Einsatz, gesunde Ernährung und gegebenenfalls die Behandlunung von Stoffwechsel- und Herz-Kreislauferkrankungen wie Diabetes und Bluthochdruck vor. Damit können zumindest Risikofaktoren gesenkt werden und andere Erkrankungen, die zu einer Demenz führen können frühzeitig behandelt werden (vgl. DAlzG 2015, WEB).

3 Demenz aus psychosozialer Perspektive und der professionelle Umgang mit dementen Menschen

Zu dem Zeitpunkt, an dem ein dementer Mensch in ein Pflegeheim umzieht, ist die Krankheit meist so weit fortgeschritten, dass ein Betroffener seine Belange, Wünsche oder auch Schmerzzustände nicht mehr klar äußern kann. Umso bedeutsamer ist es, hochqualifiziertes Pflegepersonal zu beschäftigen, welches die Bedürfnisse des dementen Menschen deuten und empathisch erfüllen kann. (vgl. Berlin-Institut für Bevölkerung und Entwicklung 2011, S. 13)

In der psychosozialen Perspektive stehen der Mensch und die Stützung seiner Persönlichkeit im absoluten Mittelpunkt. Die Pflege- und Betreuungsqualität wirken sich im hohen Maße auf die Dimension der Beeinträchtigung des Betroffenen aus. Von großer Relevanz ist es, die individuelle Biografie eines dementen Menschen ganzheitlich in den Pflegealltag mit einzubeziehen und ihn so anzunehmen, wie er ist. Die ganzheitliche Ebene betrifft Körper, Geist und Seele (vgl. Sträßer/Cofone 2000, S. 1).

Wenn es den Pflegekräften gelingt, Vertrauen aufzubauen und dem Betroffenen dauerhaft ein gutes Gefühl zu vermittelt, bekommt dieser die Chance, sich in der entsprechenden Pflegeeinrichtung wohlzufühlen. Hierzu erfordert es ein großes Wissen über den biografischen Hintergrund des Betroffenen sowie über seine Abneigungen und Vorlieben. Aus diesem Kenntnisstand können Aktivitäten abgeleitet werden, die sowohl dem dementen Menschen als auch dem Pflegepersonal Freude bereiten. Dies impliziert eine hohe Wahrscheinlichkeit für die Entwicklung einer emotionalen Bindung (vgl. Sträßer/Cofone 2000, S. 1) und entspricht der Anforderung einer personenorientierten Pflege, die den Pflegenden und den Betroffenen gleichermaßen in den Mittelpunkt stellt (vgl. Klug 2015, WEB).

Um die Beziehung zwischen einem dementen Menschen und dem Pflegenden zu stärken, gibt es spezielle Pflegekonzepte und Projekte, die immer wieder neue Aspekte aufdecken und zielführende Lösungsansätze bieten. Im weiteren Verlauf werden der personzentrierte Pflegeansatz von Kitwood, das Identitätskonzept von Mead und das Projekt „Musik for Life" vorgestellt.

3.1 Person-zentrierte Pflege von Tom Marris Kitwood

Der englische Sozialpsychologe und Psychogerontologe Tom Marris Kitwood (*1937 – 1998 ✝) hat einen Paradigmenwechsel in der Betrachtung der Demenz angestoßen. Infolgedessen stehen im Zentrum der verrichtungsorientierten Pflege die demente Person und ihre Persönlichkeit, anstatt ihre Krankheit und Funktionsstörung. Die personzentrierte Pflege orientiert sich an der Aktivierung der Ressourcen und Stärken des dementen Menschen. (Günther 2013, S. 269-270, 280-281)

In den 1970er Jahren zeigt Kitwood auf, dass ein dementer Mensch oft nicht mehr als die Person wahrgenommen und behandelt wird, die er vor dem Beginn seiner Demenzerkrankung war. Viele der daraus folgenden Reaktionen und Aktivitäten von Pflegenden ordnet Kitwood als eine gewisse Depersonalisierung ein, weil ein dementer Mensch häufig etikettiert, entwertet, eingeschüchtert oder ignoriert wird. Der Betroffene übernimmt regelrecht die Rolle eines ‚Kranken' oder ‚Schwachsinnigen'. Es besteht der Anspruch an die Pflege, dieser Entwicklung mithilfe von gezielten Strategien entgegenzuwirken und das Personsein zu fördern. (vgl. Güther 2013, 275)

Kitwood ordnet das mitunter merkwürdige Verhalten von dementen Menschen als den Ausdruck ihrer inneren Bedürfnisse ein und nicht wie es in der Medizin der Fall ist, als reines medizinisches Problem, das im Prinzip nur mit medizinischen Mitteln bekämpft werden kann. Nach Kitwood zeichnet sich ein Defizit in der Pflegebeziehung ab, wenn das Pflegepersonal die Verhaltensweisen von Betroffenen fehldeutet oder sie sogar untersagt. Die personzentrierte Pflege beinhaltet einen selbstreflektierenden Blickwinkel mit der Möglichkeit der Verhaltenskorrektur des pflegerischen Handelns, ausgerichtet an den Bedürfnissen des einzelnen dementen Menschen. (vgl. Günther 2013, S. 276) Im Folgenden wird die Struktur der personzentrierten Pflege nach Kitwood beschrieben.

Struktur der Personzentrierten Pflege nach Kitwood

Die Grundidee der personzentrierten Pflege besteht darin, dass ein dementer Mensch trotz des Verlustes seiner kognitiven Fähigkeiten, seine Personalität behält und diese lediglich ‚verschleiert' ist. Das Ziel der personzentrierten Pflege besteht darin, das Personsein zu schützen oder wiederherzustellen. Hierfür sind die Kommunikation und die Interaktion gepaart mit einem personenbezogenen Pflegehandeln, wichtige Voraussetzungen. Die Struktur der personzentrierten Pflege wurde von Dawn Brooker, der Direktorin der University of Worcester-Association for Dementia, auf die nachstehende Formel gebracht (vgl. Günther 2013, S. 277): "Person-zentrierte Pflege = V, I, P, + S. Die Buchstaben stehen für folgende Aspekte" (Günther 2013, S. 277).

Valuing People with dementia (V) [deutsch; Wertschätzung der dementen Menschen]

Dieser Appell steht für einen wertschätzenden Umgang mit dementen Menschen und bildet den Kernpunkt der personzentrierten Pflege. Hier geht es um die Entwicklung einer Sensibilität für jegliche Entwertungen von dementen Menschen. Eine mangelnde Wertschätzung drückt sich im Pflegealltag beispielsweise dadurch aus, dass Versprechen und Zusagen nicht eingehalten und Informationen vorenthalten werden oder die Privatsphäre zu wenig gewährt wird. Ein wertschätzender Umgang sollte in jeder Pflegeeinrichtung gelebt werden. Dazu bietet es sich an, die personzentrierte Pflege als grundlegenden Auftrag der gesamten Pflegeeinrichtung zu formulieren sowie geeignete Schulungen anzubieten. (vgl. Günther 2013, S. 277-278)

Individualised Care [deutsch; die Einzigartigkeit]

Hier wird auf die Einzigartigkeit eines dementen Menschen hingewiesen. Diese Einzigartigkeit verbindet sich mit der Wertschätzung und hebt das Recht auf Selbstbestimmung hervor. Die Selbstbestimmung impliziert jedoch die Gefahr, dass die Pflegeperson die Autonomie und Eigenständigkeit des Betroffenen überbewertet und dadurch die Fürsorge vernachlässigt. (vgl. Brooker 2007, S. 47). Die Planung der personzentrierten Pflege steht auf vier Standbeinen. Erstens ist es wichtig zu wissen, wie ein dementer Mensch kommuniziert. Zweitens wird die individuelle Biografie (Lebensgeschichte) des Betroffenen in den Alltag mit einbezogen. Drittens steht die Persönlichkeit des Betroffenen im Zentrum der Pflegearbeit, orientierend an dem, was den dementen Menschen individuell motiviert und wie seine Stimmungslage beeinflusst werden kann. Als Viertes werden die persönlichen Interessen erfasst und es wird berücksichtigt, wem oder was der Betroffene seine Aufmerksamkeit schenkt. (vgl. Günther 2013, S. 278)

Personal Perspective [deutsch; Perspektive des Demenzkranken einnehmen]

Die Pflegenden sind aufgefordert, sich gedanklich in einen dementen Menschen hineinzuversetzen und die Welt aus dessen Augen zu betrachten. Dazu ist es erforderlich, jegliche Äußerung eines Betroffenen ernst zu nehmen und als wertvollen Kommunikationsinhalt aufzufassen. Die - wenn auch teilweise sonderbaren - Äußerungen richten sich an die Umwelt und sollen von ihr beantwortet werden. Um diese Aufgabe zu erleichtern, kommt das `Dementia Care Mapping' (DCM) häufig zur Anwendung. Das ist ein Beobachtungsinstrument zur Reflexion der pflegerischen Interaktion. Es unterstützt dabei, aus der Perspektive eines dementen Menschen beispielsweise Risiken wie die Sturzgefahr oder Sicherheitsmaßnahmen wie die Fixierung mit der Frage nach der Lebensqualität abzugleichen. Zudem soll die diskriminierende Distanz zwischen einem dementen Menschen und den Pflegepersonen abgebaut werden. Außerdem hilft das DCM-Instrument dabei, die gemeinsamen Bedürfnisse des Betroffenen und eines Pflegenden zu erkennen. (vgl. Günther 2013, S. 278-279)

Social Environment [deutsch; soziales Umfeld]

Dieser Bereich spricht die direkte soziale Umgebung an. Entscheidend ist hier die Vermittlung eines Zusammengehörigkeitsgefühls, das durch Wärme, Respekt und Befähigung erreicht wird. Es zählt die Inklusion und damit die Aufnahme des Betroffenen in die Lebensgemeinschaft. Dazu ist es wichtig, den Betroffenen in die Tagesgestaltung, Gespräche und Entscheidungen mit einzubeziehen und ihn mit seiner Persönlichkeit bedingungslos anzunehmen (vgl. Günther 2013, S. 279). Die Einstellung und die Schaffung der Akzeptanz dafür, haben viel mit der eigenen Identität eines Individuums und der Gemeinschaft zu tun und damit, welche Rolle die Gemeinschaft einem Individuum auferlegt. Wie sich die von der Gemeinschaft auferlegten Rollen entwickeln, wird im nächsten Kapitel sehr vereinfacht anhand des Identitätskonzeptes von Mead dargestellt.

3.2 Identitätskonzept von George Herbert Mead

Der US-amerikanische Philosoph, Soziologe und Psychologe George Herbert Mead (*1863 – 1931 ⚔) beschäftigte sich in seiner Identitätstheorie mit dem englischen Begriff ‚self‘ oder auf Deutsch ‚Selbst‘. Genau genommen geht es darum, wie dieses ‚Selbst‘ oder auch die ‚Identität‘ eines Menschen entsteht (vgl. Vester 2009, S. 135-136). Vereinfacht ausgedrückt entwickelt sich die ‚Identität‘ aus zwei unterschiedlichen ‚Ichs‘. Im englischen Originaltext bezeichnet Mead diese beiden ‚Ichs‘ als ‚I‘ und ‚me‘. Das „I" ist dabei das impulsive „Ich", also das Spontane, Kreative und Emotionale in einer Person. Das ‚I‘ kommt zum Ausdruck, wenn eine Person ad hoc reagiert. Das ‚me‘ verkörpert die Vorstellung einer Person über das Bild, das aus ihrer Sicht die anderen von ihr haben. Im Grunde verkörpert das ‚me‘ die Rollen, die eine Person in der Gesellschaft übernommen hat, wie zum Beispiel die Mutterolle, die Rolle des Kindes oder des Schülers. Demnach ist das ‚me‘ die Reflexion der Persönlichkeit aus gesellschaftlicher Sicht aus den Augen des Individuums (Was erwarten die anderen von mir?) (vgl. Mead 1975, S. 225; vgl. Vester 2009, S. 143-144). Das „I" und das „me" stehen im Dialog zueinander und beeinflussen sich wechselseitig. Durch dieses Wechselspiel entwickelt sich in einem Prozess die persönliche Identität, also das „Selbst" (vgl. Vester 2009, S. 143-144). Die Abbildung 4 stellt die Identitätsentwicklung sehr vereinfacht dar.

Abbildung 4: Vereinfachte Darstellung der Identitätsentwicklung

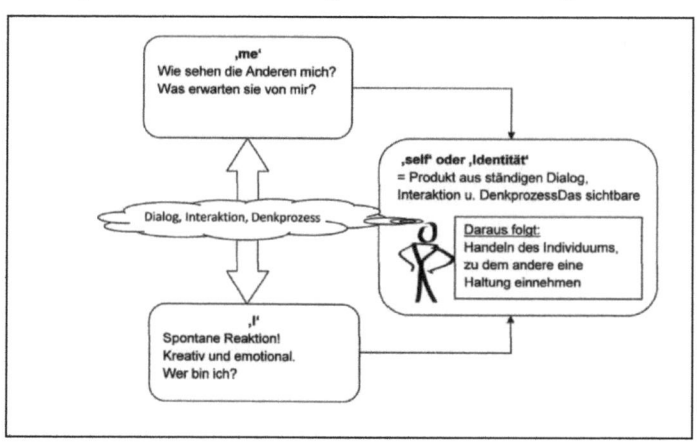

Quelle: Eigene Darstellung, angelehnt an Vester 2009, S. 143-144

Eine Identität kann sich ohne die Gesellschaft nicht entwickeln. Die Haltung, welche die Gesellschaft gegenüber einem Individuum einnimmt, wird zum Spiegel des subjektiven „Selbst" und ermöglicht das ‚Selbst' erst. Die Haltung der Gesellschaft gegenüber einem Individuum ist ein Teil des ‚Selbst'. Diese Phase beschreibt Mead als eine gesellschaftliche Struktur, die sich durch die gesellschaftlichen Erfahrungen ergibt. Erst durch die Subjekt-Objekt-Logik können Menschen sich und die anderen zum Objekt machen. Ein Kind, das sich im Spiegel sieht, mag seinen eigenen Anblick als ‚Objekt' wahrnehmen, auf das es reagiert. Das Experimentieren mit dem eigenen Spiegelbild und dessen Reaktionen hilft dem Kind zu erkennen, dass es sich bei dem 'Objekt' im Spiegel um sein eigenes ‚Selbst' handelt. (vgl. Vester 2009, S. 141-142)

Im Prozess der Sozialisierung erhält ein Kind durch Rollenspiele zum ersten Mal seine Identität. Mead bezeichnet das als ‚play'. Beim ‚play' oder auch ‚Spiel' nimmt das Kind die Haltung einer Bezugsperson (eines signifikanten Anderen) ein. Zum Beispiel spielt es Vater-Mutter-Kind und versetzt sich dabei in die Rolle der Mutter. Die weiterentwickelte Form des ‚Spiels' nennt Mead ‚game'. Das ‚game' oder auch ‚organisiertes Spiel' kann anhand des Mannschaftssports leicht erklärt werden. Hier reicht es nicht mehr, die Rolle eines signifikanten Anderen einzunehmen. Stattdessen geht es darum, sich in die Rolle jedes einzelnen Spielers hineinzuversetzen, Regeln einzuhalten und das eigene Handeln danach auszurichten; das heißt in die Haltung beziehungsweise die Rolle des Torwarts, Verteidigers, Stürmers und so weiter. Die Rollen stellen ein organisiertes Ganzes dar oder wie Mead es ausdrückt, den ‚verallgemeinerten Anderen'. Jeder einzelne Spieler ist ein Teil des Ganzen und bezieht sich auf die Haltung und Reaktionen aller anderen Beteiligten. Der Kontakt zu verschiedenen Menschen oder Gruppen ermöglicht es, verschiedene Rollen zu erleben und die eigene Haltung sowie auch die Haltung der anderen zu kennen und einzuordnen. So entsteht eine gesellschaftliche soziale Ordnung, die auch global ausgeweitet werden kann. (vgl. Vester 2009, S. 142-143)

3.3 Projekt „Musik for Life"

Nachfolgend wird das Projekt „Musik for Life" vorgestellt, welches reproduziert, wie Menschen mit Demenz durch den Einsatz von Musik emotional erreicht werden können und infolge dessen kurzzeitig ihre Persönlichkeit ausdrücken. Dabei geht es nicht darum, die medizinische Forschung darin zu bestätigen, dass Musik auch bei dementen Menschen starke neuronale Effekte auslösen kann. Es geht vielmehr darum, die Musik als Zugang zu den Emotionen der dementen Patienten zu nutzen. (vgl. Alheit 2015, S. 1-10). Dies wiederspricht jedoch der medizinischen Aussage, dass während des Krankheitsverlaufs die Persönlichkeit des Menschen verloren geht. Eine vorsichtige Spekulation ist hier, dass die Persönlichkeit der Betroffenen zwar vorhanden bleibt, aber in der Regel immer weniger von zum Ausdruck gebracht werden kann.

3.3.1 Projektbeschreibung

Das Projekt „Music for Life" basierte auf einer intensiven musikalischen Arbeit mit dementen Menschen. Das Projektziel bestand darin, die Beziehungen zwischen den dementen Menschen und dem Pflegepersonal zu stärken. Dazu haben drei Musiker acht Wochen lang mit acht dementen Menschen, fünf Pflegekräften und den Managern von Pflegeheimen und Tagespflegeeinrichtungen zusammengearbeitet. Der Zweck der Arbeit bestand darin, durch musikalische Improvisationen Kommunikationsimpulse zu setzen und Wechselbeziehungen zwischen den Demenzkranken und dem Pflegepersonal anzuregen. Hinsichtlich dieses Zwecks wandten die Musiker verbale und nonverbale Strategien an, um die dementen Menschen emotional zu erreichen sowie zwischen ihnen und den Pflegekräften ein Gruppengefühl zu erzeugen. Einer der Musiker moderierte die Workshops. Nach jedem Workshop erfolgte ein reflektierendes Gespräch zwischen den Musikern und den Pflegekräften, in dem die gewonnenen Eindrücke des Workshops gemeinsam diskutiert wurden. Als wichtige Voraussetzung für Lern- und Entwicklungsprozesse stellten sich die Freude an der Musik und die Reflexion des Workshops heraus. Die Projektauswertung zeigte, dass der Gruppenprozess selbst letztendlich das Lernen und Entwickeln der Gruppe auslöste. Die im Projektrahmen entstandenen Gefühle der Verlässlichkeit und der Verbindlichkeit wurden als das Fundament für das Erleben von positiven Momenten eines jeden Gruppenmitglieds identifiziert. Im Ergebnis verbesserten die im Projekt gewonnenen Einsichten der Pflegekräfte nachhaltig die Arbeit mit den dementen Menschen. Im Projekt professionalisierten sich die Pflegekräfte insofern, dass sie ihre dementen Bewohnerinnen und Bewohner besser kennengelernt hatten, und ohne auf ihre Biografie zurückzublicken wussten, wie sich ihre Persönlichkeit ausdrückt. (vgl. Alheit 2015, S. 1-2)

3.3.2 Projektpraxis

Während der acht jeweils wöchentlich stattfindenden Sitzungen von je einer Zeitstunde bildeten die Musiker mit den dementen Menschen und den Pflegekräften einen Stuhlkreis. In der Stuhlkreismitte wurden leicht zu spielende Musikinstrumente zur Verfügung gestellt. Jede Sitzung wurde mit einem extra für die Gruppe arrangierten Song eingeleitet. Dieser Song dient als Rahmen für die musikalische Improvisation. Es impliziert die Workshop-Inhalte und sorgt für einen berechenbaren Start und für ein sicheres Ende der Sitzungen. Je nach der Stimmung der einzelnen Person oder der gesamten Gruppe war der erste sogenannte Rahmen-Song spontan veränderbar. Er folgte immer dem „Willkommenslied", in dem die Namen der Menschen im Stuhlkreis gesungen wurden. Das bezweckte ein sich wiederholendes gegenseitiges Erkennen. Die restliche Zeit wurde damit verbracht, musikalisch zu improvisieren. Während unterschiedliche Musikstücke gespielt und improvisatorisch verändert wurden, wurden die dementen Menschen und ihre Pflegekräfte zum Mitmachen angeregt. Manchmal spielten sie auch ihr ganz eigenes Stück mit den Musikern zusammen. (vgl. Alheit 2015, S. 2-3)

Die Musiker waren sehr achtsam und bezogen die kleinsten nonverbalen und verbalen Signale der dementen Menschen in ihre musikalische Improvisation ein, während sich das Pflegepersonal zurückhielt und eine passive Position einnahm. Eine sehr spezielle Art der Kommunikation erfolgte zum Beispiel dann, wenn ein dementer Mensch nach einem Dirigentenstab griff und die Musiker auf seine Reaktionen reagierten. Um genau solche Momente ging es in dem Projekt. Denn das waren die Augenblicke, in denen die Musiker die tiefen Emotionen der dementen Menschen erreichten. Hier wurde die Persönlichkeit dieser Menschen kurzzeitig sichtbar. Somit war der Workshop ein Ort, an dem jegliche Gefühle zum Ausdruck gebracht wurden. In den Workshops bewahrten die Musiker einen Rundumblick, um jedem Gruppenmitglied ein Gefühl von Sicherheit zu vermitteln. Wichtig war es, die Gruppenmitglieder darauf vorzubereiten, aus ihrer gewohnten Tagesstruktur auszubrechen und gleichzeitig ein Vertrauensgefühl in der Gruppe zu empfinden. (vgl. Alheit 2015, S. 3)

Nach jedem Workshop fand ein Auswertungsgespräch zwischen den Musikern und den Pflegekräften statt. In diesem Gespräch war genügend Raum zum Reflektieren, Diskutieren und Lernen. Insbesondere lernten die Teilnehmer, Probleme anzusprechen. Auf der gewachsenen Vertrauensbasis trauten sich die Musiker, die Trainer und die Pflegekräfte, bestehende Schwierigkeiten verbal auszutauschen und Fragen zu stellen. Sie entwickelten gemeinsame Einsichten und es wurden auch Verletzungen ausgesprochen sowie Veränderungen angestoßen. (vgl. Alheit 2015, S. 3-4)

Die Praxis hat gezeigt, dass die Emotionen der dementen Menschen auf dem Weg der musikalischen Kommunikation erreicht werden. Das Projekt „Music for Life" belegt, dass die Interaktion zwischen den Pflegekräften und den dementen Menschen eine wesentliche Rolle spielt. (vgl. Alheit 2015, S.4) „Die Praxis hat daher ganz besonders viel mit der Dimension Identität im weitesten Sinne zu tun, mit dem Entdecken – oder besser: dem „Wiederentdecken" – der Person hinter der Demenz" (Alheit 2015 S. 4).

3.3.3 Methodische und theoretische Grundlagen

Um möglichst viele Sichtweisen des Gruppenprozesses zu erfassen, wurden die Workshops sowie die Vorbereitungs- und Auswertungssitzungen von zwei Forscherinnen beobachtet. Das methodische Vorgehen schloss zum einen Gruppendiskussionen der Musiker und andererseits biografisch-narrative Interviews zwischen den Musikern und dem Pflegemanager ein. Zudem führten die Musiker und die Pflegemanager Reflexionstagebücher. All diese Daten wurden nach einer Grounded-Theory-Variante ausgewertet und kodiert. (vgl. Alheit 2015, S. 4)

Im Hinblick auf den theoretischen Hintergrund wurde auf die soziologische Identitätskonzeption von Mead zurückgegriffen. Sein theoretisches Konzept sagt etwas über das menschliche „Selbst" aus. Hieraus hergeleitet beschreibt Mead einen qualitativen Wechsel zwischen zwei Bewusstseinslagen. Diese beiden Bewusstseinslagen sind das „Bewusstsein" und das „Selbst-Bewusstsein". Unter dem „Bewusstsein" versteht Mead die spontane Selbstwahrnehmung des „Ichs", also das, was ein Mensch spontan erlebt, wie zum Beispiel Schmerz oder Freude. Das „Selbst-Bewusstsein" hingegen ist das Erkennen der eigenen Identität als „Objekt", also das Erkennen der eigenen Rolle in der Gesellschaft. Dazu braucht es aber die Gesellschaft. Denn bei dem „Selbst-Bewusstsein" geht es um die kognitive Fähigkeit, sich selbst aus den Augen der anderen zu betrachten (Wer bin ich in den Augen der anderen?). Diese Fähigkeit mag bei dementen Menschen herabgesetzt oder gar nicht mehr vorhanden sein. Dennoch zeigen diese spontane Reaktionen, also ihr „Bewusstsein" beziehungsweise ihre Persönlichkeit, ausgelöst durch Empfindungen. Auch wenn ein dementer Mensch sich selbst nicht mehr richtig annehmen kann, spürt er, ob er von den anderen angenommen wird. Dieses Gefühl der Teilhabe geht zum einen in die Biografie des dementen Menschen ein, andererseits aber auch in die Biografie seiner Mitmenschen. Die Biografie spiegelt die Eckpunkte der Persönlichkeit wider und impliziert gleichwohl die Geschichte der erlebten zwischenmenschlichen Beziehungen. Die eigene Lebensgeschichte mitsamt ihren Beziehungen bleibt somit bestehen, auch wenn die kognitive Gestaltungsfähigkeit dieser Beziehungen verloren geht. (vgl. Alheit 2015, S. 4-5)

3.3.4 Projektergebnisse

Im Projekt „Musik for Life" erfolgt die Würdigung der Persönlichkeit von dementen Menschen. Während der Arbeit mit den dementen Menschen erfahren die Musikerinnen und Musiker für sich selbst einen biografischen Lernprozess. Die Arbeit mit den Menschen, deren Bild von der Wirklichkeit völlig unklar ist, bringt die Musikerinnen und Musiker dazu, das Bild ihrer eigenen Realität in Frage zu stellen. In ihrer Arbeit entdecken und definieren sie das Bild von sich selbst (Selbstbild) neu und bestätigen dieses durch das, was sie fühlen, wenn sie sich ihrer Rolle sicher sind (vgl. Alheit 2015, S. 5). Ein Music-for-Life-Akteur sagte in einem Interview Folgendes: „Diese Arbeit lehrt mich immer wieder, wer ich bin und ist ein Korrektiv gegen Entscheidungen, die mich davon abbringen. Es ist schon wahnsinnig, wie die Arbeit mit Leuten, deren Version von Wirklichkeit derart unklar ist, tatsächlich der ultimative Realitätscheck sein kann!" (Alheit 2015, S. 5).

Das Projekt „Music for Life" lässt deutlich erkennen, dass das Forschungsinteresse an der Identität sowohl auf die dementen Menschen gerichtet war als auch auf die Personen, die mit dementen Menschen in Kontakt stehen. Die im Projekt stattgefundenen Lernprozesse aller Beteiligten im Umgang mit den dementen Menschen hielt das Forschungsteam nicht für möglich. Durch die Auseinandersetzung und das Erleben der Persönlichkeit der dementen Menschen, welche durch die Kommunikation und Interaktion auf dem musikalischen Wege stattfanden, konnten die Pflegeleistungen professionalisiert werden. Insbesondere fühlten sich auch die Musiker von dem Projekt berührt. Sie haben ihr Selbstbild reflektiert und sie haben erkannt, wie wichtig ihre Musik für die dementen Menschen ist. Ihre inneren Gefühle und Denkprozesse führten dazu, dass sie sich in ihrer Rolle als Musiker bestätigt und wohl fühlten. Wird dieser Prozess auf die Gesellschaft umgelegt, besteht eine Möglichkeit, die gesellschaftliche Einstellung zu dementen Menschen zu verändern und den dementen Menschen mehr Wertschätzung und Lebensqualität entgegenzubringen. (vgl. Alheit 2015, S. 5-6)

3.4 Was bedeutet die Identitätskonzeption für die Pädagogik?

Das Identitätskonzept kann als die Reflexion über die eigene Identität verstanden werden. Es ist die Auseinandersetzung eines Individuums mit sich und seiner sozialen Umwelt. Eine Identität entwickelt sich prozesshaft durch die Erfahrungen und Handlungen mit anderen Menschen. Die Haltung dieser Menschen gegenüber dem Individuum und die darauf folgenden Reaktionen und Vorgänge in ihm, regen Denk- und Lernprozesse an. Das Projekt „Music for Life" zeigt, dass die Identitätsbildung zum einen auf der persönlichen Ebene und zum anderen auf der Ebene der Gruppe stattfinden kann. Die Musiker haben während der Arbeit mit den dementen Menschen eine hohe Akzeptanz für die Demenz und die Betroffenen entwickelt. Sie haben gelernt, dass die dementen Menschen für sie ganz selbstverständlich zum Leben dazu gehören. Hier hat sich eine Identität entwickelt, die als aktiv angeeignete ‚Zugehörigkeit' durch Lernen bezeichnet werden kann. Dieses Beispiel repräsentiert, dass sich durch die intensive Reflexion der eigenen Identität und des sozialen Umfelds die Sichtweisen und Einstellungen verändern können. Die Voraussetzung für diesen Prozess besteht darin, sich auf neue Dinge einzulassen und die Auseinandersetzung mit ihnen zu wagen. Neu erlernte Denkmuster spiegeln sich im Verhalten wider. Wie diese im Einzelnen aussehen, hängt neben der Identität von dem Zusammenspiel dreier weiterer Kategorien ab. Das sind die Dimensionen Kommunikation, Partizipation und Entwicklung. (vgl. Alheit Jahr 2015, S. 6)

Die Kommunikation findet sowohl verbal als auch non-verbal statt. Zwischen den Pflegepersonen und den dementen Menschen findet sie größtenteils non-verbal statt. Je besser die Pflegekräfte die Sprache ihrer dementen Bewohner kennen gelernt haben, desto sensibler können sie auf ihre Bedürfnisse eingehen. Die Kommunikation ist aber auch für die Pflegekräfte untereinander ein wichtiger Aspekt. Der vertrauensvolle Austausch mit anderen über Schwierigkeiten und die Interpretation von schwierigen Situationen geben ein Gemeinschafts- und Sicherheitsgefühl. In dieser Atmosphäre entstehen Lösungen und Handlungskompetenzen. Das setzt genügend Kommunikationsräume und -mittel voraus und die Bereitschaft, die Kommunikation auf und zwischen allen Ebenen stattfinden zu lassen. In der Kommunikation sind die Personalität und die Sozialität enthalten (vgl. Alheit 2015, S. 7).

Aus der Verbindung des Individuellen und des Sozialen ergibt sich die Partizipation. Sie ist auf eine Gruppe fokussiert und auf soziale Aktivität. Hier lernen die Gruppenmitglieder, sich in die Gruppe einzubringen, Toleranz zu zeigen und die Ideen der anderen zu akzeptieren sowie diese zu respektieren. Die Umsetzung im Pflegealltag kann nur erfolgen, wenn das Umfeld entsprechend organisiert wird und Möglichkeiten zur Teilhabe gegeben werden. Für die dementen Menschen ist das Ambiente deshalb so zu gestalten, dass sie ihre persönlichen Möglichkeiten einbringen können. Es gilt als völlig normal, dass Konflikte oder Missverständnisse entstehen und Pläne revidiert werden. Das Positive dabei ist, dass die Reflexion darüber meist erweiterte Partizipationschancen beinhaltet, was eine Entwicklung fördert. (vgl. Alheit 2015, S. 7)

Die Entwicklung entsteht durch die soziale Aktivität und die ganz persönliche Entwicklung jedes Gruppenmitglieds. Im Prozess der gegenseitigen Beeinflussung, Akzeptanz und Reflexion transformiert sich die Gruppe zu einer Gemeinschaft. Geprägt vom Verhalten der Beteiligten, den Gedanken des Individuums und den Gedanken der anderen entdeckt der Einzelne sich gewissermaßen neu und entwickelt sich weiter. Somit entwickelt sich auch die Gemeinschaft weiter. Die Entwicklung führt zu einem neuen Identitätsniveau aller Beteiligten. Dieser Lernprozess ist die aktive und partizipative Verbindung aus dem Prozess der Identität und Reflexion und der Kommunikation mit anderen. (vgl. Alheit 2015, S. 8)

Schlussendlich bedeutet die Identitätskonzeption für die Pädagogik die Weiterentwicklung der Gruppe und des Einzelnen in der Gemeinschaft. Es findet ein ‚soziales Lernen' statt. Der Begriff ‚soziales Lernen' ist doppeldeutig und meint zum einen das ‚gemeinschaftliche Lernen' und zum anderen das Lernen, 'sozial' zu sein. Dafür sind die sozialen Kompetenzen wie die Kommunikations-, Interaktions-, und Partizipationsfähigkeit wichtige Schlüsselqualifikationen. Insbesondere die Pflege dementer Menschen verlangt ein hohes Maß dieser und weiterer Kompetenzen. Das Identitätskonzept lehrt, wie ein gutes „Miteinander" trotz unterschiedlicher Kommunikationsstile erreicht werden kann.

4 Zusammenfassung und kritische Stellungnahme

Durch die demografische Entwicklung nehmen die Herausforderungen für die Pflegekräfte kontinuierlich zu. Viele der Menschen, die in ein Pflegeheim einziehen, sind dement und haben einen besonders hohen Pflege- und Betreuungsbedarf. Erschwerend kommt hinzu, dass ihre kognitiven Fähigkeiten schwinden und die Kommunikation oft schwierig ist. Der Blick der Medizin auf die Diagnose Demenz und ihre Auswirkungen ist hier ebenso beschrieben worden wie die psychosoziale Sicht auf die Demenz, die den dementen Menschen und seine Persönlichkeit ins Zentrum stellt. Im Hinblick auf die rasant steigende Zahl der Demenzfälle ist es sinnvoll, in der Gesellschaft ein Umdenken anzustoßen und für eine höhere Akzeptanz der Betroffenen zu plädieren. Der Umgang mit dementen Menschen gehört bereits zum Alltag. Wie dieser professionalisiert werden kann und welche Rolle die eigene Identität des Einzelnen dabei spielt, ist in dieser Arbeit aufgezeigt worden. Dazu bediente sich die Verfasserin der Konzeption der personzentrierten Pflege von Kitwood, dem Identitätskonzept von Mead und dem Projekt „Music for Life".

Die Kritik wendet sich zunächst einmal der Medizin zu und insbesondere dem dortigen Mangel der sozialen Komponente. Es besteht der Eindruck, dass ein dementer Mensch mehr als Objekt gesehen wird. Die psychosozialen Faktoren spielen in zu geringem Maße eine Rolle. Trotz jahrelanger intensiver Forschung gibt es für die meisten Demenzformen (noch) keine Heilungschance. Dies schwächt die Hoffnung auf ein erfülltes Leben mit der Demenz ab. Maßnahmen zur Erhaltung einer hohen Lebensqualität werden den meisten Betroffenen zu wenig in Aussicht gestellt und überhaupt ist ein therapeutischer Umgang mit Betroffenen zu wenig etabliert. Vermutlich liegt dies unter anderem daran, dass Finanzmittel fehlen. (Sträßer/Cofone 2000, S. 1) Die Zahl der Demenzfälle ist durch die Diagnosestellung durch die Mediziner bekannt geworden. Die Mediziner, die die Diagnose Demenz bei einem Menschen feststellen, können als Schlüsselpersonen fungieren, welche die Betroffenen und deren Angehörige in empathischen Gesprächen an die richtigen Anlaufstellen verweisen.

Die psychosoziale Sicht mag vielen Menschen sympathisch erscheinen, weil sie den dementen Menschen und seine Persönlichkeit in den Mittelpunkt stellt. Ein Blick auf die aktuelle Pflegesituation zeigt aber, dass die gut gemeinten Konzepte und Ansätze zum richtigen Umgang mit dementen Menschen in der Pflege oft nur in Bruchteilen umsetzbar sind. Der Pflegealltag ist von einem niedrigen Pflegepersonalschlüssel, einer hohen Krankheits- und Fluktuationsrate und von überlasteten Mitarbeiterinnen und Mitarbeitern gekennzeichnet. Daraus folgen Zeitdruck, Kommunikationsmängel und ein Verlust an Pflegequalität. (vgl. Tervooren 2012, S. 5). Ein Appell richtet sich an die Politik, welche aufgerufen wird, die Rahmenbedingungen für Pflegeeinrichtungen und Pflegepersonen zu verbessern. Die Einführung des neuen Pflegegeldes für Demenzkranke erscheint zwar als ein guter Schritt, reicht aber bei Weitem nicht aus, um die Situation in den Griff zu bekommen und den dementen Menschen eine gute und professionelle Pflege entgegenzubringen.

5 Allgemeiner Ausblick

Ausblickend sei allgemein angemerkt, dass die interdisziplinäre Arbeit zwischen den Medizinern und dem Fachpersonal in psychosozialen Einrichtungen verbessert werden kann, damit die psychosoziale Therapie als Ergänzung der medizinischen Möglichkeiten einen höheren Stellenwert bekommt. Es bietet sich an, auch andere Anlaufstellen, wie zum Beispiel die Deutsche Alzheimer Gesellschaft sowie Selbsthilfegruppen in ein solches Management mit einzubinden, damit den Betroffenen eine flächendeckende Unterstützung geboten wird. Darüber hinaus sei es angedacht, die Krankenkassen aufzufordern, in diesem Kontext eine koordinierende Funktion einzunehmen. Ferner kann über die Öffentlichkeitsarbeit und den gezielten Einsatz von Medien, für eine höhere Akzeptanz und einen besseren Umgang mit der Demenz geworben werden.

Literaturverzeichnis

Arendt, T. (1999): Das Wichtigste. Die neurobiologischen Grundlagen der Alzheimer-Krankheit. Informationsblatt Berlin: Deutsche Alzheimer Gesellschaft e.V. Selbsthilfe Demenz: Berlin.

Alheit, P. (2015): Der Umgang mit Demenz im Projekt „Music for Life": Lernprozesse jenseits der klassischen Arrangements, In: Hessischen Blättern für Volksbildung, Nr. 3/2015, S. 1-10.

Alzheimer Forschung Initiative.(2015): URL: https://www.alzheimer-forschung.de/alzheimer-krankheit/illustrationen_gehirnmitalzheimer.htm [Abruf am 19. 11 2015].

Bartsch, T. (2015): Störungen der Gedächtnisfunktion. Ein Überblick. Springer Verlag: Berlin, Heidelberg.

Berlin-Institut für Bevölkerung und Entwicklung 2011 (Hrsg.): Demenz-Report. Wie sich die Regionen in Deutschland, Österreich und der Schweiz, auf die Alterung der Gesellschaft vorbereiten können. Berlin.

Bickel, H. (2014): Das Wichtigste. Die Häufigkeit von Demenzerkrankungen. Informationsblatt Berlin: Die Epidemiologie der Demenz. Berlin: Deutsche Alzheimer Gesellschft e.V.: Selbsthilfe Demenz: Berlin.

Brooker, D. (2007): „Person-centred dementia care. making services better", In:Journal of Aging Studies, Nr. 6, (4), S. 397-403.

Bundesministerium für Gesundheit (2014) (Hrsg.): Wenn das Gedächtnis nachlässt. Ratgeber für die häusliche Betreuung dementiell erkrankter Menschen. 10. Aktualisierte Auflage, Berlin.

DAlzG (2015) (Hrsg.): URL: www.deutsche-alzheimer.de. 2015. https://www.deutsche-alzheimer.de/die-krankheit/haeufige-fragen-faq.html [Abruf: am 09. 11 2015].

DarkGovernment. (2015): URL: http://www.darkgovernment.com/news/promising-cure-for-alzheimers/ [Abruf am 18. 11 2015].

Demenzerkrankungen-Statista-Dossier (2006) (Hrsg.): „Relatives Risiko, an Alzheimer zu erkranken, nach Alter und Geschlecht. USA, 2006.

DIMDI Deutsches Institut für Medizinische Dokumentation und Information (2015): URL: http://apps.who.int/classifications/icd10/browse/2015/en#/F00 [Abruf am 09. 11 2015].

Finckh, U. (2006): „Genetische Faktoren bei Alzheimer-Demenz." Deutsches Ärzteblatt, Nr. 3, (15), 1010-1016.

Güther, H. (2013): „Person-zentrierte Pflege," in: Demenz. Der person-zentrierte Ansatz im Umgang mit verwirrten Menschen von T. Kitwood. 6., überarbeitete und erweiterte Auflage, Hans Huber Verlag und Hofgrefe AG: Bern.

Johns Hopkins Medicine (2015) (Hrsg.): URL: www.hopkinsmedicine.org. 2015. http://www.hopkinsmedicine.org/healthlibrary/printv.aspx?d=134,63 [Abruf am 21. 11. 2015].

Kern, S. (2015): Wie verläuft die Alzheimer Demenz? In: Infoblatt: Alzheimer Gesellschaft Baden-Württemberg e.V. , S. 1-3.

Klug, M. (2015): Persönlichkeitspsychologie: Die personzentrierte Pflege nach Tom Kitwood. 2015.URL: http://dzd.blog.uni-wh.de/persoenlichkeitspsychologie-die-methode-dementia-care-mapping-dcm/ [Abruf am 25. 11 2015].

Krämer, G. (1993): Alzheimer Krankheit. Ursachen, Krankheitszeichen, Untersuchung, Behandlung. Georg Thieme Verlag: Stuttgart.

Krause, S. (2009): Demenziell erkrankte Menschen und ihre Angehörigen in der Sozialen Arbeit. Evangelische Fachhochschule Berlin: Berlin.

Landesinitiative Demenz-Service Nodrhein Westfalen (2015): URL: *demenz-service-nrw.de*. 2015. http://www.demenz-service-nrw.de/demenzformen.html [Abruf am 09.11 2015].

Mead, G.-H. (1975): Identität und Gesellschaft. 2 Auflage, Frankfurt am Main, Suhrkamp. (Zuerst: (1968): Original: Mind, Self, and Society. Chicago: University of Chicago Press).

Ministerium für Infrastruktur und Landesplanung (2015) (Hrsg): URL: www.mil.brandenburg.de / Eurocodes lösen DIN-Normen zum 1. Juli 2012 ab. 2015. http://www.mil.brandenburg.de/cms/detail.php/bb1.c.298208.de [Abruf am 16.11 2015].

Niklewski, G., Nordmann, H., Riecke-Niklewski, R. (2006): Demenz- Hilfen für Angehörige und Betroffene. Berlin: Stiftung Warentest Verbraucherzentrale Nordrhein-Westfalen (Hrsg.): Berlin.

Pantel, J. Korsakow-Syndrom (2015): WEB: https://www.deutsche-alzheimer.de/die-krankheit/andere-demenzformen/korsakow-syndrom.html [Abruf am 09. 11 2015].

Prince, M. (2015): The Global Observatory for Ageing and Dementia Care, King`s College: London, UK.

S3–Leitlinie „Demenzen" Kurzversion (2009): „Syndromdefinition Demenz", in: Deutsche Gesellschaft für Psychiartrie, Psychotherapie und Nervenheilkunde (DGPPN) Deutsche Gesellschaft für Neurologie (DGN) Deutsche Gesellschaft für Psychiartrie, Psychotherapie und Nervenheilkunde (DGPPN) und Deutsche Gesellschaft für Neurologie (DGN), (Hrsg.): Psychotherapie und Nervenheilkunde (DGPPN) Deutsche Gesellschaft für Neurologie (DGN) Deutsche Gesellschaft für Psychiartrie: Bonn.

Schäfer, U., Rüther E. (2004): Demenz - Gemeinsam den Alltag bewältigen. Hofgrefe Verlag: Göttingen.

Schloffer, H., Gabriel, I., Prang, E. (2014): *23 Stunden Konzepte für Menschen mit Demenz.* Springer Verlag: Berlin, Heidelberg.

Stechel, E., Knüvener, C., Lämmler, G., Steinhagen-Thiessen, E., Brasse, G. (2012): Praxishandbuch Demenz. Erkennen-Verstehen-Behandeln. Mabuse-Verlag GmbH: Frankfurt am Main.

Stoppe, G. (2007): Demenz. 2. Auflage, Ernst Reinhardt, GmbH & Co KG, Verlag: München.

Sträßer, H., Cofone, M. (2000): Innovativer Umgang mit Dementen. Strategien, Konzepte und Einrichtungen in Europa. Demenz Verein Saarlouis (Hrsg.): Landkreis Saarlouis.

Sütterlin, S., Hoßmann, I., Klingholz, R. (2011): Immer mehr Menschen mit Demenz. Weniger Nachwuchs bei steigender Lebenserwartung. Demenz-Report. Wie sich die Regionen in Deutschland, Österreich und der Schweiz auf die Alterung der Gesellschaft vorbereiten können. Institut für Bevölkerung und Entwicklung (Hrsg.): Berlin.

Tervooren, N. (2012): Betriebliche Gesundheitsmaßnahmen als Chance zur Gesunderhaltung und Gewinnung von Pflegekräften. Am Beispiel von Seniorenheimen. GRIN Verlag: Norderstedt Germany.

Vester, H.-G. (2009): Kompendium der Soziologie I: Grundbegriffe. 1. Auflage, Verlag für Sozialwissenschaften: Wiesbaden.

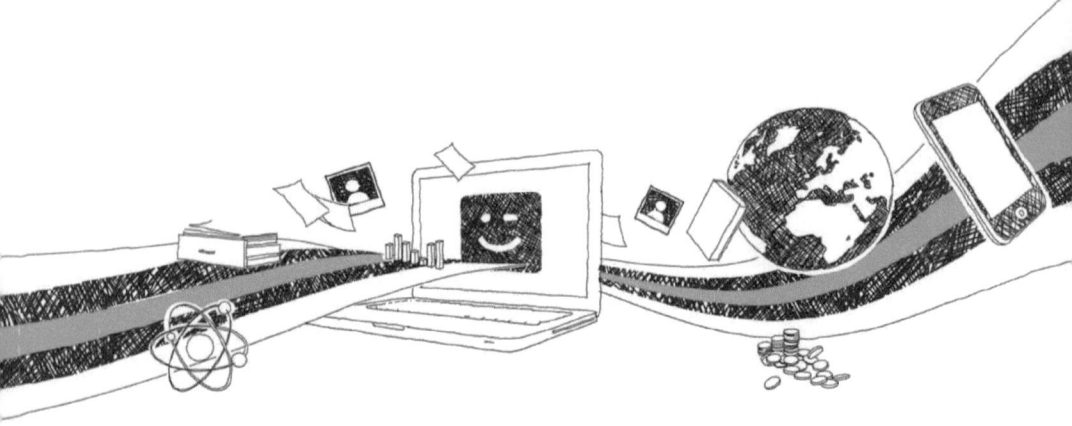
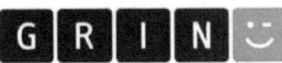